龍層花
健脊防癌
方案

龍層花　著

商務印書館

龍層花健脊防癌方案

作　　者：龍層花

責任編輯：張宇程

封面設計：楊愛文

出　　版：商務印書館 (香港) 有限公司
　　　　　香港筲箕灣耀興道 3 號東滙廣場 8 樓
　　　　　http://www.commercialpress.com.hk

發　　行：香港聯合書刊物流有限公司
　　　　　香港新界荃灣德士古道 220-248 號荃灣工業中心 16 樓

印　　刷：美雅印刷製本有限公司
　　　　　九龍觀塘榮業街 6 號海濱工業大廈 4 樓 A 室

版　　次：2022 年 4 月第 1 版第 4 次印刷
　　　　　©2016 商務印書館 (香港) 有限公司
　　　　　ISBN 978 962 07 3438 0
　　　　　Printed in Hong Kong

目　錄

前言

　　脊柱是人體的中軸，有如大廈的棟樑。脊柱由脊椎和椎周的軟組織組成，椎管內有脊髓，脊髓是神經系統中的低級中樞（腦神經是高級中樞），由脊髓發出的周圍神經，支配全身肢體的運動和感覺功能。由脊髓發出的植物神經（交感神經和副交感神經）支配內臟器官的功能和全身血管的舒縮；心臟輸送給腦部的血液，需經頸部四條動脈上行至腦，其中兩條椎動脈（和靜脈），穿行於頸椎橫突孔之間。頸椎病損害到椎動脈，就會引起頭昏；損害到椎靜脈，就會引起腦脹的症狀，老年人的動脈硬化，是腦萎縮的主要病因。預防頸椎病有助頸動脈寶免受頸椎病的刺激而引發血壓波動，有延緩發生原發性高血壓病的作用。

　　1959-1969 年我們在中西醫結合的課題研究中，創用革新了的診治頸椎病方法後，發現不少病人在頸椎病治好時，頭及面部的五官病症，或全身性的慢性病症可不藥而癒。

在魏浩然院長的積極領導支持下，於 1969 年我們開始組織各科參與研究脊椎病與內臟疾病相關性的臨床研究和機理探索。**由此驗證而知，脊椎病是多病之源，它不只能導致眾所熟悉的頸肩腰腿痛，而且又是許多冠以"原發性"、"神經性"、"功能性"和部分"遺傳性"病症的病因之一。**因此說，有健康的脊柱，能使青壯年人工作時精力充沛，休息時睡得好，從而體壯力健，精神舒暢。保持脊柱的健康，兒童能健康發育成長，老年人可延年益壽。

1970 年，我們發現癌症與脊椎病因也有明顯的相關性，漸漸在臨床觀察中探索到一些規律。在歷屆院長的積極領導下，我們組織全院多個科室的專家，成立"脊椎相關性疾病科研組"（後改為"脊椎相關疾病研究所"），對這項課題各階段相關細節進行了深入探索，至今已五十多年。先後多階段的臨床探索包括：

1. 癌症病人的相關脊椎關節錯位的普查；

2. 癌症病人的治脊鎮痛有良好療效；

3. 癌前病變應用治脊療法獲得理想療效的個案積累，從而提高了"健脊防癌"的可信度；

4. 自身探索良性腺瘤防惡變的練功療法。

拙作《脊椎病因治療學》於 1987 年 12 月出版，深受讀者好評。2007 年修訂為二十週年紀念版。在脊椎病因科研工作中，後繼者非常努力開拓進取，由當年總結治脊療法適應症 64 種，至今已研究發展達 76 種，尤以嬰幼兒產傷引發的“先天性斜頸”、“多動症”、“腦癱”（排外器質性病變者）等；中老年人的“短暫性腦缺血發作”、“早老性痴呆症”和“神經性水腫”等；中青年人的“亞健康”症狀大多數與脊椎失穩、錯位相關。

另外，腰椎間盤突出症有 50% 以上併發骨盆旋移症，調整好骨盆能顯著提高腰椎間盤突出症的非手術治療的療效。不少疑難病例取得了奇蹟般的效果，這充分證明治脊療法為臨床疑難病症開闢了一條新的診治途徑。

我們對這項課題各階段的相關細節進行了深入探索，至今的科研有如下重點階段課題：

1. 在廣州醫學院和中山大學的大力支持下，進行了解剖學和脊柱生物力學的研究。

2. 在創傷外科、骨科、康復理療科和動物實驗室的共同協作下，先後完成了四個階段重點課題的實驗，包括"脊椎關節錯位致心肌缺血、心律失常"動物模型的實驗研究獲得成功。脊椎病因理論的假設獲得強而有力的驗證，由此奠定了脊椎病因學的理論基礎。

3. 由骨科、康復、放射三科組成專題小組，研究的《100例正常人頸椎 X 線照片研究》，繼而又進行《100 例正常人與 100 例頸椎病人的頸椎 X 線片對比研究》，在創建"椎間關節錯位"的診斷標準獲得了有力的數據，破解了"頸椎病的放射診斷與臨床表現往往不一致"的難題。驗證了這是個病因學上的問題，是診斷標準問題，需要幾代學者的共識才能改進現行的診斷標準，準確地診治脊椎病。

4. 臨床研究結果

（1）龍層花、劉鳳雲和段俊峰等先後組織、領導康復科專題小組，進行多次脊椎病因的普查；胃、十二指腸潰瘍病人的相關胸椎損害普查（兩次）；老年人脊椎病普查等，均獲得有力的脊椎病因客觀數據。

（2）龍層花等在脊柱生物力學、解剖學研究的基礎上，對各節段脊椎關節錯位的重點研究，對正骨推拿手法進行研究革新。我和魏徵經常在家研究，經在靠背椅上安裝稱桿，以沙包作稱砣，自縫頭頸牽引帶。這一實驗成功創出治療疑難頸椎病的"牽引下正骨推拿法"，使較多脊髓型頸椎病例免除了手術，實驗期將頸椎病手術率由 4% 降至 0.3%。由此市科委資助了 1 萬元研製經費，我們醫院又批准了 5,000 元，市科委並將科研任務下達到市醫療器械研究所，使頸椎牽引椅從中華工具廠的第四型，轉入研究所革新為第五型（只一批量），即修正後第六型定型生產。繼而又革新了頸椎段、胸腰椎段、骨盆各段脊椎的正骨推拿手法，脊椎病的主治法由此確立。

（3）龍層花等對康復科的三十多種療法，和三十多種水針用藥，進行了對脊椎病治療的優選研究，使治脊療法的輔治法更為優化。

（4）龍層花和魏徵進行了脊椎病有關的醫用器材研究。研究成功和獲國家專利的包括：QY-1 至 7 型頸椎牽引椅、微機控制全自動治脊牀、簡易型木棉保健枕、龍牌頸椎舒適枕等。通過一系列深入研究，更創立了"脊椎病因治療學"的基礎理論和治脊療法。

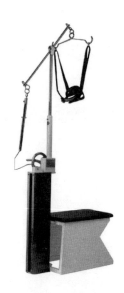

圖一：龍氏頸椎牽引椅（第七型）

（5）魏徵、龍層花帶領各課題組成員，在各相關科室支持下合作，進行了各專科病症的脊椎病因診、治、防。列入課題研究的有 28 項，階段總結療效確定的，定為推廣項目，並寫入《脊椎病因治療學》一書中。

1986 年以來，我們舉辦專題國內、國際學習班的。其中廣州醫學院列入該大學的國際學院海外大專班課程的。在鍾南山院士大力支持下，並經專家論證，廣州醫學院自 1996 年正式設立“脊柱相關疾病診治”這門選修課，成為該學院臨床醫學本科學生最受歡迎的選修課之一。2005年該學院已成立此學科專業教研組，招收以脊椎病因學為方向的康復專業，並推廣成為香港理工大學康復專業碩士研究生課程。2005-2010年建立了美國加州學術平台，並啟動了癌症的脊椎病因臨床研究。

我院自1972年至今，接收本課題進修生和碩士研究生已近千名，另每年舉辦多期專題培訓班。1988年我應美國部分中醫學院邀請，在美國舉辦專題培訓班，並受聘為客座教授，為國內、外培訓學員數千人，學員包括全國各省、市；港、澳、台，及美國、加拿大、澳大利亞、英國、法國、日本、新加坡、馬來西亞、印尼等的執業醫師或治療師。

脊椎病現已從頸肩腰腿痛的骨科範疇，發展成為七十多種臨床常見病或慢性疑難病的脊椎病相關病因。用脊椎病因學理論診斷這類病症，能找到發病根源，達到"治病必求其本"的理想目的。用中西醫結合的治脊療法治療這些病症，常可獲得"立竿見影"的神奇療效。但是，臨床上的各種症狀有多種病因，所以**本書介紹的診斷和治療方法，只適用於由脊椎病因引起的疾病。**

《龍層花健脊防癌方案》這本科普小冊子，總結了我自1970年至今，歷經的臨床啟示而進行四十餘年的治脊療法診治晚期癌痛的臨床觀察，繼而進行了兩個階段小樣本的癌症脊因普查，和個案診治的體驗。出版本書期望在晚年與有志之士分享我防治癌症的心得，接力參研"三管齊下"方案的治癌方法。由於本人能力所限，差錯之處在所難免，衷心希望讀者批評指正。

　　　　　　　　　　　　　　　　　龍層花

第一章

創立 "脊椎病因治療學" 學說簡介

我和魏徵潛心研究脊椎病因學，目標是為臨床病因未明的疑難病（包括病名前冠以"原發性"、"神經性"、"功能性"、"遺傳性"和"心因性"等）找到理想的診治方法。1959年開始選擇"中西醫結合診治頸椎病"的課題研究，1969年後改為"中西醫結合診治脊椎病"的課題研究，1972年開始"脊椎病因治療學"的各內科重點疑難疾病與本院各專科的合作研究。第一階段分題為"胃十二指腸潰瘍的脊椎病因普查和診治"，普查結果超出預設的60%，而相關機率達到94.11%，按脊椎病因診治獲得理想療效。

1976年我因患頻發性室性早搏（二聯律）入院，經心血管科按冠心治療4個月，中醫科按貧血心治療2個月仍未好轉。出院回科上班後，我回想發病前勞動時撬大石後突感心慌，就叫新來同事宋醫生為我觸診檢查是否脊椎錯位。查出3 / 4胸椎有錯位，即進行正骨推拿，一次即見好轉，胸悶氣短改善了，共三次便痊癒。徐作良院長聽了魏徵匯報後，即指示組織多科室專家研究組立題研究。魏徵帶領碩士研究生段俊峰設計研究此專題。動物實驗證明，心肌缺血和心律失常與下段頸椎至上段胸椎錯位有關。該

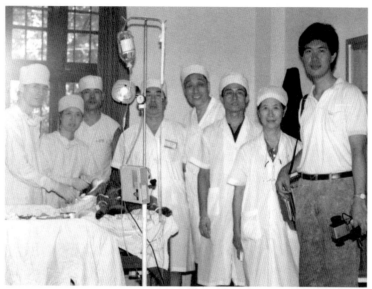

圖二：動物實驗科研小組（由右至左）：魏躍（攝錄）、龍層花、段俊峰（康復理療科）魏徵、張德新（骨科）、阮聘仙（麻醉科）和幾位動物實驗室技師合影，1984年。

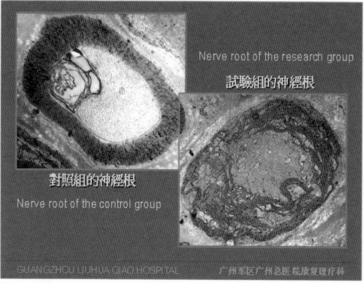

圖三：椎關節錯位實驗家兔的神經根細胞，16週後顯示正常（左）和變性（右）（圖片由段俊峰提供）

論文獲科技進步三等的動物實驗獎（動物實驗 16 週時的神經根細胞變性標本見圖三），脊椎病因治療學由軍區衛生部邀請國內 13 位知名骨科教授，由北醫三院楊克勤主持開鑒定會評審認證後，一致通過。其治療方案稱為“治脊療法”。該療法對早期的冠心病、心絞痛、病因未明的頻發室早及室上性心動過速等均有確切療效。

2008 年，我在美國帶教博士研究生時，齊秀平博士在網上對中國和國際查詢，均找不到“癌症的脊椎病因研究”資料。之後我再次在網上查詢，只有齊秀平博士的畢業論文。因此，創立“脊椎病因治療學”學說被我院，即“廣州軍區廣州總醫院”列為我們的創新研究成果。

中西醫結合的脊椎病因治療學研究概況

以下為我們多年來在脊椎病因治療學的研究重點：

1. 破解了一個醫學“難題”：“頸椎病的臨床表現與
   X 線片顯示往往不一致”，研究中發現了脊椎病大多數由"椎關節錯位"引起。

2. 找到了一把"鑰匙"：治療"椎關節錯位"的"關節復位方法"（即脊柱的"筋出槽"、"骨錯縫"的診、治、防方法）。

3. 分清了一個"主次"：原來：退變增生為主，脊椎不穩為次。現在：椎間失穩／錯位為主，退變增生為次。

4. 研究脊椎病及其相關性疾病的各個"分題"：其中重點包括：

(1) 椎關節錯位的機理：急性外傷，筋骨同傷。慢性勞損，先傷筋後及骨。

(2) 椎關節錯位引發創傷性關節炎的診治法。

(3) 退變與錯位的關係：脊椎退變本無症狀，遇誘因（超常動作）某段椎關節張開在關閉還納時不完善即成錯位；當損及神經、血管等組織時，引起症狀而發病。青少年因傷錯位的椎間，可提早並加速退變的發生（非生理性退變）。

(4) 明確椎間盤突出與錯位的關係：患椎間盤突出的脊椎鄰近的椎間，90% 以上有椎關節錯位，調正錯位後加牽引療效甚佳。

(5) 脊髓型頸椎病，只要尚未有截癱體症（脊髓受壓）者，均可用牽引下正骨法治療，既安全又效果佳。

(6) 小兒腦癱、缺血性中風和出血性中風患者，急性期過後（顱腦 CT 排除手法禁忌症者），改善顱腦供血的診治法研究。（以上研究的總結已在著作出版）

(7) 1970-2010 年癌症的脊椎病因臨床研究（啟示 —— 假設 —— 臨床晚期癌痛診治 —— 2009 年立題研究，博士生課題）。

(8) 2012 年癌症的脊椎病因動物實驗研究，經上級審批後立題動物實驗研究。我們研究所與中國農業大學動物醫學院臨床醫學系的金藝鵬教授正式合組成國內的合研課題。

5. 改進了脊椎病診、治、防的方法。（詳見《脊椎病

因治療學》紀念版）

6. 為現代醫學寶庫補充了一項"病因學"，為臨床上病因不明的凡冠以"原發性"、"神經性"、"功能性"、"心因性"等疑難疾病，開拓了一條新的病因研究和診、治、防途徑。

7. 澄清了一個"問題"——"整脊"與"治脊"之同異點：**整脊術**是純西醫醫學指導，以骨科理論為指導，整復脊椎骨關節。**治脊術**是在中西醫理論綜合指導下，既直接調正"骨錯縫"（椎間失穩和椎關節錯位）及"筋出槽"（肌肉、肌腱、筋膜、韌帶的緊張、痙攣或攣縮致位移），又重視人的整體結構與功能、整體健康狀況對脊椎病的影響。兼治其"失穩"的"基礎病因"，從而使患者的脊椎病和脊椎相關性疾病統籌兼治（體弱致椎間失穩者，中醫內外兼治法，加用中藥辨證施治），不但近期療效好，遠期療效也明顯提高。

8. 治脊療法中的主治法：無關節錯位者選牽引療法，有關節錯位者以正骨推拿手法為主，而正骨術只佔手法 10%-20%，軟組織手法約佔 80% 以上。輔治法以治脊療法的組合不同，按各醫生的設備不同，可選該科室設備中的 1-3 項療法，包括中醫的捏脊、針灸、拔罐、拉筋、郭林防癌新氣功等；西醫的有醫療體育、水針、局部封閉、軟組織鬆解手術、小針刀等微創術。外治法為體虛失穩或急性炎症期的重、難患者，加用中西藥物的內服或輸液的脫水療法。

9. 開啟了以下實驗研究：

(1) 臨床醫學普查：(a) 消化性潰瘍病；(b) 老年性脊椎病和癌症。

(2) 動物實驗研究：(a) 冠心病與心律失常；(b) 癌症的脊椎病因動物實驗造模。

10. 至今先後臨床研究了七十多種病症，目前重點研究癌症的脊椎病因。

我和魏徵的心願，是將脊椎病因學填補入現代病因學的空白區域中。

第二章

革新脊椎病診治防的方法

一、脊椎病診、治、防方法概要

1. 診斷方面

　　研究重點革新在脊椎關節錯位，造成植物神經損害，而導致內臟、器官功能紊亂甚而致病者，稱為脊椎病因。診斷脊椎關節錯位的方法簡稱"三步定位診斷法"，包括對全脊柱的脊椎及其周圍組織的損傷、退變致損及神經根、脊髓、椎動、靜脈引起的頸肩腰腿痛，其定位診斷更準確。

2. 治療方面

　　以脊椎病因理論作指導，運用下列中西醫結合的綜合療法治療各種病症（異病同治法），簡稱為治脊療法。1959-1970 年的研究中逐漸完善治脊療法的臨床研究。於1970 年偶然發現原發癌瘤的劇痛與脊椎錯位相關，排除相關脊椎無手法禁忌症者，即可將錯位關節復正，有效將神經受損的劇痛降低。對早期癌變患者已有逆轉的例子（見典型病例），值得繼續深入探索驗證。

3. 預防方面

包括未病預防和病癒後預防復發，預防重於治療。我的體驗並倡議，是健康者堅持牀上保健功與懸吊蹬腿法，作為終生健脊的有效方法。

4. 研究重點

脊椎關節錯位的診、治、防方法。

二、脊椎病診、治、防方法的重點革新

1. 診斷方面：脊椎關節錯位的診斷方法

現行脊椎病的診斷，只有退變和創傷的標準，而我們在臨床研究和實驗研究中，深感退變和創傷的標準欠缺比半脫位輕的患者中，有很多症狀很重的個案被漏診，故在深入探索和實驗研究後，提出增加脊椎關節錯位的診斷方法。脊椎關節錯位的診斷方法簡稱為"三步定位診斷法"，概述如下：

第一步是神經定位診斷（又稱臨床症狀定位診斷）。

問診時，注意患者主訴中，發病初期症狀出現的部位，隨病情加重的發展趨向，症狀擴展的部位應記錄。若主訴不明確時，可詢問病人可疑漏診的部位（譬如只訴頸肩背疼痛，可問他"頭部呢？"而不暗示式的問"頭痛嗎？""頭昏嗎？"）。了解病情後，根據其疼痛、酸脹、麻木及肢體冷熱感覺異常的部位，按神經定位診斷法，分析脊神經根的損害部位，再根據這條受損的周圍神經傳導的起止點，對發病的脊椎初步定位。

若屬內臟、器官病症，或患肢溫度變化異常，則按交感神經檢查，對交感神經的神經節部的脊椎定位。例如在頸部，有頸上、中、下三個節（少數人有四個）。頸上神經節為交感幹神經節中最大者，位於頸1、2至頸3橫突前側。當上段頸椎錯位，可因頸上交感神經節受到刺激或脊束核受損，而影響到頭部及面部的三叉神經而發生面部神經痛。

第二步是觸診（檢診）定位診斷。

醫生用雙手拇指觸診頸椎，用食、中兩指，或三指（加無名指）觸診胸腰椎。對病椎及兩旁的軟組織進行觸診檢查診斷，由上而下反覆觸診。在觸診時，發現患病脊椎的橫突、棘突及關節突偏歪、椎旁壓痛，及病理陽性反應物；發現條索狀或球狀硬結、磨擦音、彈響音、肌萎縮或代償性肌肥大等的部位。

根據上述神經定位及觸診，進一步定位確定發病脊椎關節及分型。觸診前，應詢問有無頸痛病史，觀察頸部活動有否受限。例如三叉神經痛患者，經神經科排除顱腦病變後，應按頸椎病檢查，因為三叉神經脊束核在 1-4 頸髓內，故與頸椎密切相關。患者常發生頸 1 橫突不對稱，頸 2 / 3 後關節後突隆起或頸 2 / 3 棘突偏歪、壓痛等。除上頸段 1、2、3 常發生錯位外，也常會發現上段頸部軟組織有硬結等陽性反應物，引起三叉神經痛。因此，要結合發病年齡、發病原因來分析作出相關診斷。

第三步是 X 線照片定位診斷（客觀依據，必要時加 MRI、CT 等檢查）。

現行的脊椎病 X 線照片診斷標準中，已有明確的脊椎關節脫位、半脫位的診斷標準，但尚無椎間關節錯位的診斷標準。對錯位椎間出現的改變，若未達到半脫位程度，則放射科多認為處於正常範圍，或只提示頸軸變直等的功能紊亂變化，導致臨床將可疑脊椎病排除。因此，現拋磚引玉，將我們研究、實踐證明可行的（已試行三十多年）"脊椎關節錯位診斷方法"介紹如下，供同道們研究參考，希望能早日得到支持和共識。

脊椎關節錯位診斷方法

脊椎關節錯位 X 線照片顯示，凡有關節錯位，頸軸大多會顯示變直、反張、成角，這是保護性肌緊張的現象。其顯示如下：

(1) 前後滑脫式錯位（側位片）：錯位椎體間的後緣連線輕微中斷（向前或後移位）。

(2) 側彎側擺式錯位（正位片）：錯位椎體、鉤突的排列，致兩側不等高，單椎變化呈現側擺。由多個連續形成呈現側彎。側彎初期多呈 C 字形，至代償期呈 S 形。

(3) 左右旋轉式錯位（側位片）：椎體雙邊征，提示椎體旋轉、關節突雙突症，平行型提示椎體旋轉，接力型提示旋轉加側彎；（正位片）：棘突向左或右旋移，提示左右兩椎之間扭轉。

(4) 傾位仰位式錯位（側位片）：椎體呈前俯或後仰改變，使棘突間變寬或變窄，頸軸除反張、成角外，椎體後緣連線可見輕微的中斷、後移或前移，呈現在錯位椎體的上、下兩個，即三個椎體之間，其中間的椎體錯位與其上、下椎間均有錯動。

(5) 混合式錯位：在同一關節部呈現上述 1-4 項中兩項以上的變化。

(6) 多關節多類型錯位：多見於臨床慢性病人（中老年人）、重傷後遺症（有重傷史的各年齡段病人）。包括脊柱變形、S 形側彎、個別椎間側突或 C 字形側彎、駝背 / 凸肚等脊柱畸形病人（由產傷 / 學齡兒童至青年期的外傷 / 中老年因工作 / 生活姿勢不良，慢性軟組織勞損，重複多次輕傷的積勞成疾）。

查出錯位變化時，需整體分析，鑒別屬生理性或病理性。故三步定位診斷以症狀定位為首，而觸診和影像學診斷陽性變化的部位，均應與症狀定位一致才可確診。

2. 治療方面：創新治脊療法

治脊療法包括主治法、輔治法和預防復發三方面：

(1) 主治法

去除骨性壓迫，使受損傷的神經、脊髓和血管得以康復，方法如下：

(a) 牽引療法：適用於骨關節損變型。能改善退變、增生、椎間盤突出等病理變化，恢復代償功能。使椎間隙早期變窄、側彎或個別椎體的前 / 後滑移者得以改善，達到臨床症狀消除或改善。

(b) 正骨推拿：適用於關節功能紊亂型。能糾正椎關節錯位，去除骨性壓迫，恢復椎管和椎間孔正常或代償空間，達到臨床症狀的消除或改善。

(2) 輔治法

為主治法加速減輕或消除椎周水腫血腫或關節炎症

和神經炎症。選用 1-3 種療法組成治療方案，常選某項理療、脫水療法、針灸、小針刀、水針、中西藥物等綜組合成為治脊療法方案，顯著提高療效。

（3）預防復發

預防復發的前提，是要有效治療椎間失穩。首先，是糾正不良姿勢，改用保健枕，睡硬牀。第二，提倡早上練牀上保健功，晚上睡前練單槓／雙槓懸吊蹬腿法。初期天天練一次，好轉後按病情改為每週 1-2 次，或按需要鍛煉。第三，可選用水針、埋線、微形外科（小針刀）療法調理攣縮的軟組織，是停止常規治療不足的彌補療法。中醫藥療改善椎間失穩，能補腎壯骨。第四，防止外傷、受涼、過度勞累。

我建議終生堅持練單槓或雙槓懸吊蹬腿法，可減緩脊柱退行性變，有抗衰老作用。每天或每週練一次，或有較輕扭挫傷時，隨時隨地找兩張等高的桌子代雙槓懸吊一下，蹬蹬腿，及時調正扭挫傷。退休後最好堅持早練保健功，下午單槓或雙槓作懸吊蹬腿法，可減免許多脊椎病因引發的病症，有效抗衰老，減少老年人的藥物治療，防止發生醫源性病症。有關保健功見附錄示範。由於年老或肢體乏力者，不能做懸吊蹬腿者，可由醫生或家人，改仰臥牀上，用牽拉下肢代替蹬腿法，長腳牽拉 2-3 下，短腳牽拉 3-5 下，雙腳同時牽拉 2-3 下。

第三章

從啟示假設到診治防癌症

一、現代癌症研究診、治、防概況

　　癌症是全球人類死亡的主要病因之一，它是一大類惡性腫瘤的統稱。癌症（Cancer）亦稱惡性腫瘤（Malignant neoplasm），現代醫藥學界對癌症的積極研究，大都認為癌症是由控制細胞生長增殖機制失常而引起的疾病。癌症在人的身體上，除頭髮、牙齒和手指甲、腳趾甲尚未見發生外，可在全身各部位，或內臟、器官發病。癌細胞除了生長失控外，還會由原發灶局部侵入周圍正常組織，或經由血液循環系統或淋巴系統，轉移到身體其他部位。簡而言之，**癌症的一個特徵就是由某部位的正常組織，產生了異常細胞，這些異常細胞快速超越其通常邊界生長，並可侵襲到其鄰近部位，或通過血液循環或淋巴系統擴散到其他器官。**這一過程被稱為癌症轉移，轉移是癌症對患者致死的主要原因。

　　據國際抗癌聯盟（Union for International Cancer Control, UICC）和世界衛生組織（World Health Organization, WHO）統計，全球癌症發病率和死亡率皆呈急劇上升趨勢。2004

年，癌症死亡人數達 740 萬，約佔所有死亡人數的 13%。

2000 年在巴黎召開的"世界腫瘤高峰會議"，討論了目前全世界癌症發病現狀，會上呼籲建立腫瘤科研的國際性合作組織，動員社會力量參與預防和治療腫瘤，使全世界的癌症病人都能得到更好的醫護服務和社會的關愛。在這次峰會上，各國簽署了"巴黎抗癌憲章"，規定每年 2 月 4 日為世界癌症日，並要在全世界範圍內同步開展腫瘤防治的宣傳，包括科普宣傳、康復宣傳等工作。

國際抗癌聯盟是全球最重要的腫瘤防控權威組織，它於 1933 年成立，總部設在瑞士日內瓦，該組織擁有 346 個會員單位，覆蓋 109 個國家和地區。中國抗癌協會也是它的會員單位之一，該會理事長郝希山院士擔任常務理事。據世界衛生組織估計，如不進行干預，2005-2015 年期間將有 8,400 萬人死於癌症。

全球癌症發病率持續升高，主要原因有以下兩方面：（1）全球老齡化趨勢及人口增長；（2）與致癌相關的行為活動增加。世界衛生組織的報告顯示，2008 年全世界約有 1,270 萬個癌症新增患者，760 萬人死於癌症，尤其在發展中國家，癌症新增例數達 56%。據預測到 2020 年前，全球癌症發病率將增加 50%，即每年將新增 1,500 萬個癌症患者。

中國以國家癌症中心、衛生部疾病預防控制局名義發佈的《2012 中國腫瘤登記年報》中透露，在中國每一分鐘有 6 人被診斷有惡性腫瘤，其中有 5 人死於癌症。

目前研究的共識，是癌症源自於一個單細胞。從一個正常細胞轉變為一個腫瘤細胞要經過一個多階段過程，通常從癌前病變發展為惡性腫瘤。這些變化是個人的基因因素和外部因素之間相互作用的結果。這些外部因素包括：物理致癌物質、化學致癌物質、生物致癌物質。

老齡化是癌症形成的另一個基本因素。癌症發病率隨年齡增長而顯著升高，極可能是由於生命歷程中特定癌症危險因素積累，加上隨着個人逐漸變老，細胞修復機制也在逐漸變弱。

隨着國際科研的進展，已經掌握了關於癌症的病因，及預防和管理癌症的干預措施的大量知識。通過實施以證據為基礎的癌症預防、早期發現，以及癌症患者管理戰略，可使癌症得以減少和受到控制。根據國際癌症合作者 2005年所作的一項研究，通過改變或避免主要危險因素，超過30% 的癌症可以得到預防。

目前，臨床上預防癌症要認真避免癌症的危險因素，包括：吸煙、飲酒、肥胖，並要多吃蔬菜水果，加強運動鍛煉，防止病毒細菌感染，避免空氣污染（家庭使用固體燃料或汽車廢氣等）。

癌症發現越早，治療越為有效。癌症在未轉移之前發現它，仍有希望有效治療而逆轉痊癒的（見以下病例）。為了及早發現癌症，要幫助人們認識癌症早期徵兆，教育羣眾防治癌症知識，及早到正規醫院檢查。這類症狀可能包括：腫塊、疼痛、原因不明的消化不良，或持續咳嗽、服用常規藥物治療效差、身體某部出血，而原因未能查明。應留意及時查明早期癌症和癌症前期患者。而已確診的癌症患者，其治療目的是治癒，或延長生命，以提高生活質量。

二、從啟示 — 假設到診防治癌症

中國中央衛生部非常重視防治癌症，中國亦是最早應用中西醫結合診治癌症的國家，目前已取得比單純西醫診治更好的療效。但由於癌症病因複雜，復發轉移問題至今仍有較多困難需繼續研究解決。例如中國調查公示的，雲南省曲靖小百戶鎮興隆村的"癌症村"，癌症發病率顯著增加，但考慮到該村仍有大量健康良好者，我們想：同一致癌因素環境中，是否並非全部患者只患同一類癌症？侵犯臟腑又各有不同，這與個體有何差異因素？因此，可以相信"外因通過內因而起作用"，個人的抗癌內因，除現在已公認的因素外，我和魏徵也一致認為，在中西醫結合診治癌症的基礎上，增加脊椎病因這一"內因"很值得研究。為此，我們便開創中、西、脊三醫結合的診、治、防癌症探索。

1. 普查癌症與脊椎病因的相關性

1970 年，我的六弟肺癌主訴胸痛，我檢查後發現他胸椎錯位，損傷的神經與原發癌腫部是相關的。我受到啟示，開始決心立題對"癌症與脊椎病因的相關性"進行臨床研究觀察。我與魏徵商量後，由他設計研究方案，打報告經院領導批准實施。考慮到七十年代醫療設備欠缺的情況，我們認為當年對消化系統的癌症較易檢查、診斷、治療和隨訪追蹤觀察，故對預初試驗階段的課題就先從"消化性潰瘍與脊椎病因相關性臨床研究"切入，先觀察胃潰瘍惡變，由胃癌術後轉歸進行研究。

我們在理療科成立科研六人小組，由劉鳳雲副主任帶領小組利用週六下午在本院消化科的同期住院病人共 20 例，進行了"胃、十二指腸潰瘍病的脊椎病因"普查，結果全部均有 5-9 胸椎間關節錯位的陽性體徵。其中兩位重症患者中，一位已確診潰瘍惡變，決定轉外科手術；另一位可疑惡變患者，則納入我們科研治脊療法治療組，接受診治觀察（兩位患者見下文典型病例 1、2 詳述），驗證了治脊療法診治消化性潰瘍惡變有獲得逆轉痊癒的理想療效。這增強了我們研究內臟病慢性炎症發展成癌的個體內因 —— 脊椎病因的研究信心。

2. 從晚期癌痛的脊椎病因診治進入臨床驗證

自 1970 年受啟發後，我們經上級批准，開始為臨床住院癌症患者（排除脊椎已有癌症者），在針灸鎮痛前，先行手法將相關錯位脊椎復位，繼而針灸，鎮痛效果明顯提高。至 1992 年我退休前，凡我診治的晚期癌痛患者，均改用先做手法調正患椎錯位，後再針灸施治鎮痛的方法。

醫務部在徵得本院腹部外科的同意後，我在主治的江醫生和黃副主任的熱情支持合作下，先後檢查了他們管治的 18 例術前癌症病人，包括：食道（3 例）、胃（5 例）、腸（3 例）、肝（4 例）、膽管（1）例、胰頭（2 例），檢查他們的相應脊椎節段狀況，有相關脊椎錯位體症的 14 例；4 例陰性者，包括：食道（2 例）、膽管（1 例）、肝（1 例）。在 14 例脊椎錯位陽性病人中，有 4 例病人在術前和術後自願接受治脊療法，輔治癌痛有較好療效。我們很高興這項預初試驗成功。之後，我們繼續在臨床進行個案觀察，對志願接受治脊療法者，均納入觀察組內。脊椎病除退行性變的診斷外，更需要將病者現病的癌痛與神經定位診斷相符的病椎查明，對其相關的椎間關節錯位作出分型診斷。

這有助脊椎病在退變早期確診，使疾病能及早獲得防治，也減緩退變進展，有利於診治"亞健康"等諸多病症，和研究脊椎相關性的"病因不明"臨床慢性病、疑難病和防治老年疾病。

1980 年，我出差北京為首長做保健工作的三個多月期間，利用早上 6-8 點鐘時段，在北京地壇公園郭林老師的氣功班學練抗癌功法，並利用休息間歇抽查胃腸、肝膽、胰腺等癌症病人共 48 例，當中相關脊椎有錯位體症者有 39 例，陽性比率佔 81%。其中一例新學員是男性，南京市某醫院主治醫師，其胰頭癌術後，手術卻未能切除，因癌劇痛無法練功，走二、三步即需蹲下，疼痛難忍。我徵得他和家人同意後，予以手法復位配用水針，一次改善病情，一週後腹背劇痛明顯減輕，使他較快地能練快步行功。

正骨推拿結合針刺治療晚期癌痛

據世界衛生組織估計，全球每天約有 350 萬人忍受着癌病的折磨，其中 30% 患有劇烈疼痛。因此，有效地控制癌症疼痛，使患者減輕痛苦或過無痛苦的生活，對癌症患者來說有意義。對於癌症直接浸潤所引起的疼痛，癌症發展壓迫神經而發生的疼痛、劇痛，以及癌瘤迅速增大而引起的牽涉痛和長期臥牀與衰弱引起的疼痛，運用針灸均有較好的止痛作用。針刺（以體針法為主）是對常見癌痛的主要止痛方法。

上文提到，我六弟（海口市人民醫院當年任外科醫生，患癌時外科主任已退休）肺癌術前訴說胸背穿心樣疼痛難忍，我為他檢查，發現第2-5胸椎錯位明顯，是由外傷致T3-4椎間凹陷錯位。椎間壓痛明顯，予以手法復位後，胸痛即明顯改善，術後堅持練保健功，休養康復一年後，便恢復外科主任工作18年直至退休。六弟的親身體會，他向我分析，他提出癌細胞是幼稚細胞，又是厭氧細胞，椎關節錯位損害根神經和交感神經，致使神經支配的內臟環境改變，是否形成低氧環境的疑問。促進了我們從假設進而推理，對癌痛病因的分析："脊椎病的椎關節錯位，可併發創傷性關節炎的炎症腫脹，又加重了關節錯位的骨性擠壓，使神經造成損害，周圍神經和內臟神經（主要是交感神經）在椎間孔內受擠壓或椎體外受牽張移位，致神經纔發性炎症而至變性（見圖三）。神經變性致神經功能異常，進而促使其支配的正常細胞異變成癌細胞"。用這個假設推理設計科研計劃，可分為臨床普查、癌症鎮痛療效觀察，和實驗研究。

初次檢驗了我的治脊療法後，發現減輕癌痛符合客觀規律。疼痛是癌症最痛苦的症狀之一，有資料報導，在癌腫發展過程中，約 70%-87% 的患者有不同程度的疼痛。我六弟告訴我，手法復位後劇痛即減輕，這是減輕了脊神經和交感神經受卡壓創傷的效果。

此後，我對晚期癌痛的鎮痛治療，改變了單用針灸的方案，凡相關脊椎無癌腫轉移的，均按脊椎錯位分型，選用正骨手法復位後繼而針灸鎮痛，明顯提高了晚期癌痛的鎮痛療效。

不少人問我，既然癌症病人的相關脊椎有錯位變形，哪一方是主導呢？換句話說，是癌引起脊椎變形錯位呢？抑或是脊椎變形錯位引起癌症呢？我說，這個問題有如先有雞抑或先有蛋一樣。我建議先擱置這無謂的爭議，腳踏實地通過深入研究，才可能求證弄清其主次。

早在上世紀五十年代，我國中央衛生部就提倡中西醫結合，開創了新中國的特色診療方案。"脊椎病因治療學"亦是我院的創新課題項目，而對癌症的防治亦早已採用中西醫結合診療。我在美國普查診治癌症病人時，再次聽到患者反映，美國診治癌症的部分西醫亦認同中西醫結合診治方案，認為對防治癌症的預後更佳。目前癌症的診斷已較完善，治療方法已有一定的共識，包括：

（1）西醫的外科手術、放療和化療

依靠姑息治療，90% 以上的癌症患者可實現緩解疼痛和解決其他部分臨床問題。即使在資源不足的環境中，也可找到一些有效辦法，為癌症患者及其家庭提供姑息治療服務。

（2）中醫的辯證施治

中醫對於"氣"的觀念，認為氣行則血行，氣虛血液循環即發生阻滯，人便生病。癌症是一種嚴重病症，其患者的氣滯致血液循環阻滯，中醫謂之"氣滯血淤"，因而導致它形成腫瘤，故中醫把癌症視為積滯。我到美國探親期間，會診了一例左側胸壁骨肉瘤的青年（詳見典型病例 5）。我因為無美國行醫執照，便介紹他到我的研究生的診所，請中醫博導王愛群醫師診治。初診患者左腕為無脈症，經中醫辨證論治配用針灸治療，另請趙國輝醫師用治脊療法，調正胸椎多關節多類型錯位後，體質迅速好轉，左腕無脈症恢復正常。這例高度惡性腫瘤至今已十年，康復保持康復鍛練良好，該青年堅持積極學習，現已考入加州大學讀書。

2008 年，我在美國應加州中醫學院邀請，為博士研究生班講學。博士研究生畢業後，齊秀平博士為我聯繫並進行組織的"癌症與脊椎病因的相關性普查"，對三間診所和麻仲學教授中醫的癌症研究所等單位，共檢查癌症病例 95 人，當中原發癌腫部位相關脊椎有病理性位移（脊椎錯位）者的"陽性病例"有 93 人，陽性比率高達 97.89%。齊秀平博士在選她的博士研究論文課題前，先在網上查詢"癌症的脊椎病因研究"，當時尚無相關資料。她的畢業論文〈32 例乳腺癌的脊椎病因初步探討〉是由該學院評審委員會評審通過並發表，成為世界第一篇創新的癌症脊椎病因研究博士論文。

1970 年，我們開始研究"癌症與脊椎病因相關"課題，隨着各階段課題的檢驗，使我堅信脊椎病因是正常人亦可能患癌症的重要內因之一。故我在人生進入倒計時的階段，即 2010 年回國後，在家人、友人、同事和學生們的激勵及幫助下，決心繼續做科研的"開荒牛"，為防治癌症、降低癌症發病率當上義務宣傳員。我在廣州軍區總醫院"脊椎相關疾病研究所"的團隊中，開展了"癌症與脊椎病因相關"的實驗研究，為培養中青年科研骨幹傳授研究心得和思路，鼓勵他們攻堅克難，為創新勇於走前人未走過的路，繼續將"脊椎病因學"推上現代醫學寶庫平台，填補現代醫學病因學中的一個空白。

3. 癌症的脊椎病因臨床防治宣傳

我在醫院和出差時，先後抽查百多名癌症病人，包括肺、肝、膽、胃腸、胰腺和乳腺的癌症病人，其原發病灶與相關的脊椎有錯位體症的，達 80% 以上。其中少數病例用治脊療法來治晚期癌痛，有較好的鎮痛效果。故在總結七十多種相關疾病的良效後，我很想在有生之年研究癌症。我從假設到推理，繼而從晚期癌痛的鎮痛切入，在臨床上歷經研究了以下幾方面：

(1) 手術 (原發病灶切除) 後，治脊療法防復發的研究；

(2) 全脊調治後防轉移的研究；

(3) 胃潰瘍防惡變的研究。

我繼而轉入"既知癌症病人的原發癌與脊因相關性這麼密切"，便首先要從小兒到老年都應重視預防脊椎病，既能免患頸肩腰腿痛等常見痛症，又能對預防癌症有積極意義，何樂而不為？我利用廣州的學生宣傳業務的機會、邀請我出席市級電視台活動的機會，向廣大人民群眾宣傳兒童脊柱保健知識和防癌的科研知識，深受群眾的歡迎。

此外，我又通過國內和國際學術會議、報紙投稿等方式宣傳，影響較大的有下述文稿。

講演稿　為了健康，呵護脊柱

2004 年全國第一屆脊柱醫學論壇大會主題論文

(一) 人老先從哪裏老？

俗話説：人老先從哪裏老？有説先從牙齒老；有説先從腿腳老；也有説先從眼睛老的。其實，人老是先從脊柱開始的。近百年的醫學研究發現，當身體發育至停止增長時，椎間盤的發育完成後，脊柱的退行性變即開始了，換言之，這就是人體老化的開始，這是醫學界的共識。脊柱是人體中的棟樑，它不只是支持體重，負荷軀幹的生理性活動，包括脊柱的伸屈、側屈和轉體的動作，活動頻繁，更要承擔工作時的四肢和頭部的負重勞動。在正常的情況下，它是人生全過程中最易發生慢性勞損的部位，若發生急性外傷，受傷的脊椎部必然會提早或加速退變的發生和發展。

1980 年，我的研究所對 100 例正常人（經詢問病史及臨床檢查證實未曾患過頸椎病者），進行頸椎 X 線照片分析研究，分為 5 個年齡組（13-19 歲、20-29 歲、30-39 歲、40-49 歲、50-68 歲），每組 20 人，每人均按同一方法，拍攝頸椎正位、側位、左右斜位和張口位共 5 張片。除獲得正常人頸椎的多項數據外，發現正常人頸椎的骨質增生會隨年齡而增多，100 例中有 29 例有頸椎骨質增生，其中 >50 歲組有 16 例，40 歲組有 5 例，30 歲組有 4 例，20 歲組有 2 例，16-19 歲組有 2 例，椎間盤變性和韌帶鈣化發生比例則近似。以上結果證明：（1）骨質增生未損及神經和血管，不會有症狀（不能稱為頸椎病）；青、少年也有骨質增生，說明脊椎退變並非老年人專利。（提示：脊椎的急性損傷和慢性勞損，能導致局部提前或加速退行性變，證明脊柱退變的非均勻性）；（2）正常人的椎間盤變性，導致的椎間隙變窄，其椎間孔由橢圓形漸次變成圓形，神經根不會受損害，故可無症狀發生，這就是健康的老年人。

1976年，我的研究所進行的解剖學研究結果證實，椎間孔因頸椎關節錯位而變形，當椎間孔橫徑小於三分之一時，可部分刺激神經根，小於二分之一時，神經根會受壓迫。對照臨床上的頸椎病人，X線斜位片可見發病頸椎間的椎間孔是變形變窄的。臨床與解剖研究一致，證明頸椎間發生錯位時，下位頸椎的上關節突移向椎間孔內。椎間孔橫徑大於三分之一時，仍可代償而無症狀，小於三分之一時，隨體位改變有症狀發生，小於二分之一時，則症狀較重且難自行緩解。（提示：①只要脊柱保持在正常或仍可代償的位置時，脊柱的退行性改變仍不會致病；②各人的代償範圍大小與先天條件相關，臨床上脊椎粗壯，椎管和椎間孔寬大的人，椎關節錯位較輕時多無症狀；體形細長者，脊椎失穩與肌力弱者，雖錯位較輕亦會發生症狀；③骨質增生、後縱韌帶鈣化和椎間盤膨出，佔據椎管內的一點空間，若仍在代償範圍內，即不致發病，若發生椎間失穩，甚至錯位，使黃韌帶形成縐摺，或上下椎體滑移錯位形成骨性變窄時，因代償範圍比正常小，故在錯位程度相同的情況下，臨床症狀會更重。）由此可見，重視呵護脊柱，能預防脊柱提早或加速退行性變的發生和發展，從而能預防許多相關病症和達到抗衰老的目的，讓青壯年人精力充沛，中老年人健康長壽。

(二) 脊椎病因是百病之源

"脊椎病因治療學"是一門新興學科，它是研究脊椎遭受損害後，造成脊髓、周圍神經、血管及內臟神經損害所引起的一系列病症。採用治脊療法治療這類病症能獲良效。頸、胸、腰、骶各椎的骨、關節、椎間盤及椎周軟組織，在遭受急性損傷時，椎關節錯位和軟組織損傷同時發生，而脊柱的慢性勞損或退行性改變，則會歷經一段較長的發生和發展過程。到椎間失穩時，仍可代償的情況下，臨床上偶有不耐勞或輕度疼痛發作，只需自體活動或變換體位後，症狀會不治而癒者，此時稱為"脊椎關節功能紊亂期"（失穩初期），可應用增強體格鍛煉、練保健功或有針對性的選用局部理療、針灸，達到強體保健即可。

此期應引起重視"抗衰老"，否則讓脊椎失穩繼續存在、發展，在一定誘因作用下，發生脊椎間關節錯位（displacement），則使椎間盤膨出（突出）、韌帶鈣化和骨質增生，直接或間接地對神經根、椎間動（靜）脈、脊髓和交感神經（節前纖維、椎旁節/鏈）產生刺激或壓迫，引起各種臨床疾病。

脊椎病不包括脊椎骨折、脫位（dislocation）、結核、腫瘤、類風濕或嗜伊紅細胞肉芽腫等疾病。脊椎病通常泛指骨科範疇的頸肩腰腿痛，在臨床上分類，頸椎病又稱頸椎綜合症；胸椎病包括背痛、肥大性脊椎炎、肋脅部痛、肋間神經痛等；腰骶椎病包括腰椎間盤突出症、肥大性腰椎炎、第三腰椎橫突綜合症、腰椎滑脫症、腰肌勞損等急慢性腰腿痛。

經研究結果證明，脊椎病因已為臨床上許多以往病因不明的慢性疑難病症找到了真正病因，例如神經官能症（失眠、煩躁、多汗、厭食、乏力等）、頭昏頭痛、眩暈；椎基底動脈供血不足引起的腦功能障礙病症；偏頭痛、三叉神經痛、上肢關節肌肉抽搐；老年性肩周炎和原因不明的胸悶、心悸、室上性心動過速，以及頑固的呃逆等，均與頸椎綜合症相關。

胸椎病又稱胸椎綜合症，其範疇更為廣泛，交感神經低級中樞在胸髓側角，其節前纖維通過椎間孔時，因椎間關節錯位而受損害，隨損害節段不同，導致相應的內臟功能障礙。例如胸椎 1-5 椎間錯位，可發生頻發性早搏（室性、房性、多源性），房室傳導阻滯，冠狀動脈痙攣而致心絞痛（我科的研究所經四組不同設計的動物實驗結果證明，1-5 胸椎人為錯位，能使心電圖正常的實驗動物，發生、發展為冠心病動物模型，最終可發展到心肌梗塞而猝死），因此，我們認為，脊椎病因亦是冠心病的病因之一，如已有冠心病者，椎關節錯位是心絞痛發作的誘因之一，對早期病人，應用治脊療法，有良好療效；

普查一組胃、十二指腸潰瘍患者，94.11% 在 5-8 胸椎椎間有錯位體症，治脊治療對此病有良好療效。

　　腰骶椎間錯位，除腰腿痛外，還可導致腸痙攣、腸麻痺、腸功能紊亂、習慣性便秘、排尿功能障礙、陽萎、痛經和病因不明的部分不孕不育症等。由此可見，為了健康，呵護脊柱，不但能大大降低頸肩腰腿痛的發病率，還可降低與脊椎相關性的疾病發生。

　　在脊椎病因學的理論指導下，我們開展了治脊療法，至今已總結出適應症有七十餘種病症，並取得了良好的療效。綜合國內外的報導，脊椎病因現已成為百病之源。脊椎病因學說，給現代醫學提供了植物神經功能紊亂的重要病因之一的理論依據，是對研究老年人多系統疾病的又一新的病因範疇。隨着脊椎病因學的逐步完善，將能提高老年病的防治成效。綜上所述，脊椎病因學說已由骨科的頸肩腰腿痛範疇，發展為一門新的病因學說，並進而促使其相關病症，在診斷和治療方面有了新的進展。

(三) 怎樣呵護脊柱

呵護脊柱，應從小開始。目前已有不少學者認識到，脊椎病並非只是中老年人的常見病。有人發表文章，論述頸椎病的年輕化，是由於現代生活因素造成。實際上，青少年患脊椎病早已存在，近20年來，由於醫學科學的發展，醫療診治技術的提高，和醫學知識的普及，使人們認識了非老年脊椎病的客觀存在。更主要的是個診斷標準問題。1971年，我總結的《頸椎綜合症123例報告》中，因其中一個典型病例是二歲半的男孩高熱抽搐後出現右上肢癱，初被誤診為小兒麻痺症，兩年多的診治無效後，經我們確診為C3/4/5椎關節錯位，一次復位即好轉，三次治療痊癒出院。

為了引起業界重視小兒頸椎關節損傷，所致的臂叢神經損害的誤診誤治，我未同意將此例"不符合頸椎病診斷標準"的典型病例在論文中刪除而遭學術期刊退稿，無奈只好改投省內期刊發表。我們診治的小兒脊椎病人，大多數是外傷致病的，較少數為咽喉部炎症、高熱抽搐引發的。例如嬰幼兒斜頸，多由產傷引起，學齡兒童的頭昏頭痛、肩背不適、搖頭眨眼、噁心厭食、多動症等，多因運動創傷或跌撲損傷的，又因坐臥姿勢不良，導致相關椎間關節錯位，損及神經、血管而發病的。青壯年人在運動和勞動中發生的急性創傷、生活和勞動姿勢不良或過勞，均會引發脊椎的慢性勞損，亦會發展為脊椎病。因此，為了健康，應從青少年時期開始呵護脊柱。

未病要早防，俗云："愛靜不動，眼花耳聾，適度靜動，無病無痛"，這是對中老年人"抗衰老"的忠言；又云："生命在於運動"，但運動既能鍛煉體格，又會因運動不當而發生創傷，青壯年人應注意在健身鍛煉時，防止運動性的創傷。學習和工作（包括體力和腦力勞動）中，要重視預防慢性勞損。怎樣預防呢？可參考以下三點：

（1）加強脊柱的保護，克服生活和工作中的不良姿勢，避免由長期姿勢不良，造成椎周軟組織慢性勞損，導致椎間關節失穩。例如，有俯臥習慣者，將使頸椎在睡眠時大幅度扭轉而損傷頸部韌帶及關節囊，成為頸椎間失穩的原因，遇到輕度扭挫傷或工作過勞等誘因時，會使頸椎關節錯位而發展成頸椎病；對於某些必須在不良姿勢下長時間工作者，建議應在工間或業餘時間作體位性的平衡運動。例如長時間伏案工作者，提倡每小時作一次昂首、左右轉頸，同時做挺胸動作 1-3 次。又如現代化的生活享受中，不少人喜愛在牀上或沙發上半臥位看電視或看書，將頸和胸背靠在牀欄上，處於強屈位或扭轉姿勢，損傷頸胸椎間軟組織。一旦引發椎間關節錯位，損害交感神經時，臨床上會常表現胸悶心悸、頭昏失眠、背痛手麻、多汗乏力等症狀。醫院難以確診為何科疾病，常處於亞健康狀態，使生活和工作缺乏精力而苦惱。學生、文員的桌子和座椅的高度配置不當，也是造成脊柱勞損的客觀原因。運動員和體力勞動者，容易發生脊柱急性的輕度扭挫傷，三、兩天不治而癒，這些重複輕傷常引發椎間透明軟骨板的破裂，成為椎間盤退行性變的起因，也將由脊椎失穩發展成脊椎病。避免超負荷損傷、重視劇烈運動前的熱身運動，和重視勞動姿勢，可有效預防脊椎病的發生和發展。若不慎受傷時，不但要治療體表創傷，更要糾正因肢體創傷所引發的脊椎錯位，才能預防脊椎病。

(2) 避免引發脊椎病的誘因，包括：過久的不良體位、落枕、受涼、顛簸、過度疲勞等。

(3) 重視診治脊柱的早期的和輕微的損害。例如青少年的駝背、脊柱輕度變形側彎，此時雖無症狀，屬發病前期，但此時糾正或予以治療，可免加速脊柱退行性變，發展成脊椎病。

有病宜早治。用治脊療法治療脊椎病，能使脊椎病及早康復。療法包括：

(1) 選用正骨推拿療法、牽引療法或手術療法為主治法，消除或減輕致病主因——骨性壓迫；

(2) 選用中西醫藥或理療、針灸等方法為輔治法，消除無菌性炎症，解痙止痛，加速脊柱功能康復；

(3) 選用水針療法或小針刀療法治療失穩病椎的相關軟組織損傷，促使失穩康復，對治療和預防復發有顯著療效；

(4) 用保健枕、睡硬牀、糾正不良姿勢。選用保健性體能鍛煉，如牀上保健功法、太極拳劍、單雙槓懸吊法、郭林氣功療法，而單車、游泳、爬山、慢跑和快步走等，均有良好的預防脊柱病的作用。

三、典型病例診治個案

以下介紹幾個我退休前後診治的典型病例，以示治脊療效。

典型病例1：胃潰瘍惡變傾向的康復（1976/08）

歐先生，34歲。1970年開始出現嘔吐，1975年胃痛發作並反酸加重，1976年初至8月，先後入院多次作胃鏡檢查。其報告：糜爛性胃炎、胃竇炎和胃小彎潰瘍。1977年胃痛加重，覆查原胃小彎潰瘍已癒合，但在幽門前又有一個黃豆大潰瘍，即住院用中西藥物治療三個多月，幽門前潰瘍由黃豆大漸擴大到1厘米。經外科會診，診斷疑似癌變傾向，同意等待秋涼後作手術治療，因廣州夏季天氣酷熱（當年尚無空調），決定10月再入院手術而先出院。

歐先生每夜胃痛發作，均需起牀進食、服藥1-3次，我建議他出院後來門診理療，可為他減輕疼痛。他很樂意，故出院前一天就開始來康復理療科接受治脊療法，經三步定位診斷，確診其胸椎6/7/8錯位體症明顯，同意參與科研治療組，接受治脊療法（需拍攝胸椎 X 線片，停用潰瘍病藥物治療）。治脊一次，即夜胃痛明顯減輕，不需服止痛藥，三次治療胃痛停止，共治八次，飲食已恢復正常。我建議他胃鏡覆檢，由於病人顧慮惡變，未做完十次療程便自停治療。同年 10 月，按出院前外科預訂的日期住院手術，入院後未向手術醫生講術出院前後已做治脊療法八次，胃痛已停止的療效，更未接受我建議作胃鏡覆檢。外科醫師手術完成胃次全切除後，在幽門前未能找到胃潰瘍病灶，病理報告"已癒合的潰瘍"。病人後悔莫及，特請我面談，表示後悔、內疚和歉意。他說，他後悔未按我的指導去做主要是顧慮惡變，他提供病情給我們，是為了證明治脊療法的確切療效，有助我們總結課題研究。

典型病例 2：胃潰瘍惡變為胃癌的術後防復發者（1976/08）

董先生，58 歲。他也是上述普查 20 例病人中之一，他患胃潰瘍多年，已惡變為胃癌，決定即轉外科手術治療，我建議他術前檢查期可先做治脊療法五次，術後康復到病情允許時繼續做治脊療法，有助其預防復發。他樂意入選為我們科研的治脊組。術後完成做一個療程共 20 次治脊療法，並由我科王正和教他郭林氣功和我們編成的脊柱保健功。他說他深深體會到這個方案加速了他術後整體的康復。此後每年住院覆查，均同時做治脊療法的一個療程。隨訪 28 年無復發，驗證了預防復發有良好效果。

典型病例 3：腸癌晚期劇痛的鎮痛效佳者（1986/05）

關先生，腸癌晚期，曾先後三次手術再復發，已擴散到胃及胰腺。身體已極度消瘦，腹部癌腫如羣山將腹壁突起，我初次到外科病房會診，他只要求我能為他止痛，讓他睡上十分鐘就滿足了。因腹部癌腫他已不可俯臥，看他還能艱難起牀走走，我就請他起牀坐在方凳上，讓護士雙手扶定他雙腿，我以坐式定點旋轉復位法調正胸 8 至腰 1 的椎間關節旋轉式錯位，加用端提推正法，改善 8／9 胸椎傾仰式錯位，再用仰臥牽腿法調理其因脊椎側彎錯位導致的雙下肢不等長。

接下來是先重力點壓下肢的足三里、三陰交和湧泉等穴位，洗手後再做輕柔的頭頸部催眠按摩手法，使他很快入睡，這一覺睡了一個多小時。我因上班工作忙，此後均於晚飯後才去為他治療，一直到他臨終。事後他夫人親自來科裏表示感謝，她說，老闆走前要她來多謝我，因我給了他很有效的"安眠"，為他減輕不少劇痛負擔。

典型病例 4：美國知名醫學院高度可疑被診斷癌四年多的病人（2010/03/10）

羅先生，55歲。主訴10年前因搬重物扭傷腰部，此後經常腰背疼痛，漸出現胃腸功能紊亂，食慾減退，口周麻木牽及右面頰不適，舌乾澀如火辣，口腔無味常患潰瘍，慢性咽喉炎。兩年後病情發展，時有頭昏頭痛，夜睡不寧，食少，時有噁心，食後腹脹，偶有肝區胸脅脹痛，二便不暢。情緒變得急躁，體重降低四十多磅。家庭醫生轉介到世界級知名醫學院專家診治，疑似肝癌，但經CT、MRI、B超、胃／腸鏡及血液等檢查，發現僅有胃酸和血壓偏高，故未能確診。家庭醫生按病情轉介到上述醫院按肝癌治療已四年餘，卻無明顯療效。

他近4年病痛加重，經朋友介紹到我的研究生趙國輝醫師的中醫診所診治，我會診按脊椎病因診查，體形消瘦，倦怠，面色萎黃，語聲低微，步履緩慢。經三步定位診斷後，頸胸腰椎錯位情況均符合脊椎病因的神經定位診斷。其病變部位，應為口腔、胃、十二指腸及胰腺部，經查體症，唇厚，舌質暗淡灰白色，舌體胖厚齒印深，舌苔黃厚中有黑紋，口腔黏膜瘀血色並有紫色斑點，脈弦。其頸椎、胸椎和腰骶椎活動度均受限，難提重物。與症狀相關的椎間關節有明顯錯位體症（壓痛明顯），並椎旁軟組織損傷（肌肉痙攣疼痛，索狀筋結僵硬）。

　　我按癌前病變病情，用治脊療法為他調正椎間關節錯位和點穴治療五次，症狀開始改善，胸脅脹痛減輕，睡眠食慾改善。我因要轉點去教學，讓他繼續在趙醫師的中醫診所診治，趙醫師很認真地為他應用治脊療法，給他調正椎間關節錯位，還配以針灸調理氣血，到他康復體能改善後，教懸吊蹬腿功法，使他康復迅速，全身已恢復到正常的健康水平，能與家人旅遊了。

典型病例 5：骨肉瘤手術前後應用中西醫加治脊療法 "三管齊下" 防復發轉移 (2010/04/15)

梁先生，16歲。自己發現左胸部凸起的包塊不痛，但會慢慢長大，其母得知後請我為他檢查。他左側胸部第8肋骨一個圓形包塊，直徑約6厘米，質硬無壓痛，我疑似"骨肉瘤"，囑她速帶兒子到西醫醫院骨腫瘤專科診治，並對她解釋，必須用我倡議的"三管齊下"防治癌症之法才有望痊癒，只靠中西醫結合已不能保證這極惡性的腫瘤不復發和轉移了。她急問還有何良策？我建議她十年內必須堅持"三管齊下"之策，才有望制止其復發。

我告訴她，首選西醫的手術、化療、放療，但為免西醫治療這"三把斧"大傷人體元氣，手術前的檢查期間，應及早請有治癌症經驗的中醫辨證施治，扶持人體正氣，能防西醫治療降低人體免疫力的弊端，更強調應採用我研究的"癌症的脊椎病因"相關性的診治，中、西、脊三類醫術合用，"三管齊下"。我讓她察看她兒子的脊椎、呈S型的脊柱側彎其中與癌變相關的7/8/9胸椎錯位變成凹凸和扭轉狀態、椎旁壓痛點等。經西醫專家診查後，給她提供知情消息，她失望難過，極為恐懼，她給我來信寫道：

美國 XXX 醫院多名高級病理學家，從形態學和免疫組織化學染色顯示特徵，認為是高位未分化肉瘤（high grade undifferentiated sarcoma），或 myofibrosarcoma，滑膜肉瘤（synovial），惡性外周神經鞘瘤（malignant peripheral nerve sheath tumor），骨肉瘤尤文肉瘤（Ewing's sarcoma）與腫瘤細胞肉瘤，血管周圍上皮細胞瘤，纖維肉瘤等鑑別診斷，但結果並不指向一個明確定義的肉瘤亞型。

基於這些發現病灶，博士們的診斷為"high grade sarcoma, unclassified, with biphasic morphology"（高位肉瘤、未分類，與雙相形態）。情況不樂觀，治癒率低！

她與家庭醫生商議後，認同我的建議，即按方案進行。經治脊療法、中醫針灸及中藥治療後，左腕脈象不到一個月即恢復正常。手術切除了腫瘤與近鄰部的三根肋骨及已侵犯的小部分心包膜、肺和膈肌，術後按美國方案接受化療。繼續脊醫調理脊柱側彎及椎關節錯位，並加強個人鍛煉維護脊柱健康。歷經至今十年醫療康復，患者情緒由抑鬱隨治病的好轉漸增強信心，而意志堅強，面對重病傷痛的現實，在親友鼓勵下生活樂觀，且堅持學業，中學至大學成績良好。初步達到我診治防癌症五年逆轉的預期目標。

第四章

倡議"三管齊下"治癌方案

一、"三管齊下"方案

上文在癌症概述中，已介紹了目前公認、並已普及在中國推行的中西醫結合治癌臨床常規方法（我稱之為"雙管齊下"方案）。而我建議的"三管齊下"治癌方案，就是在中西醫結合的方案中，加入脊椎病因診治方案。它繼承了中國中西醫結合具有中國特色的有效醫學治癌方案，再加上脊椎病因學醫療方法，有望提高預防癌症復發和轉移的遠期根治療效，且有望減免終生服藥的遠期效果。我更希望推廣健脊防癌，為中國降低癌症發病率和降低癌症死亡率做點有效的工作。

1. 西醫治癌

癌症可以說是現代人的夢魘，經過歷代醫學專家的辛勤研究，提高了診斷的準確性。若癌腫已經形成，現代西醫治療方案的選擇，會根據癌的分期、組織學的類型、生物學的特性，以及患者的全身健康情況做綜合的考慮評估。西醫治療的方案包括：手術、放療、化療，和近代的免疫治療等。綜合治療提高了近／遠期療效，手術加化療或是手術加放療，皆是把雙刃劍，既有效治癌，但其副作用往往又會損害了人體尚較正常的體魄，降低正常的免疫力，是完成療程的最大障礙。

2. 中醫治癌

中醫在治癌方面積累了豐富的經驗，在國內均採用中西醫結合診治癌症。在西醫治癌的整個過程中，中醫辨證論治的扶正祛邪法，對部分患者能抑制癌瘤發展，強調扶助正氣，提高人體免疫力，改善整體素質；還能發揮降低西醫抗癌藥的毒副作用，提高患者的生活品質。中醫注重辨證，根據腫瘤患者在手術、放療、化療前、中、後期的不同證候，按個別體質變化來扶正祛邪、保護胃氣，增強了治療的適應性。中藥輔助治療在不同階段的西醫治療中扮演了不可或缺的角色，它不僅增加療效和減輕副作用，並且大大提高了西藥療程的完成率。服中藥的腫瘤患者常給人"臉色好"的印象，使人感到"正氣不衰"。中藥的補氣藥膳，常被認為具有調節免疫功能，是扶正類中藥抗腫瘤的重要機制之一。

3. 中西醫結合診治疾病是新中國的醫學發展方向

中西醫結合診治癌症，是中國近代特色醫學的治癌方案。我在美國加州普查癌症的脊椎病因時，大部分患者反映美國華人均採用中西醫結合診治癌症，他們的家庭醫生(美國北加州診治癌症的部分西醫)亦有共識，認可這個中西醫結合診治癌症的方案，比純西醫的療效好。這使我更深信增加脊椎病因的診治癌症方案，療效將會更好，我簡稱為"三管齊下"方案，它發揮中西醫結合診治癌症方案的有效作用，增加脊椎病因診治方案，可彌補欠缺的部分。

我認為癌症的發生和發展，是由多因素促成的，但從我們的臨床實驗中，已發現脊椎病因在癌症的發生與發展中，其"相關性"已顯現。我和魏徵討論過，從他帶教的研究生段俊峰的動物實驗模型中，已觀察到神經根變性的病理形態學變化狀態，我們從假設到推理，認為脊椎病因是使"正常細胞變異而形成癌細胞"的關鍵性病理基礎，故進一步再設計了動物實驗研究方案。從臨床個案驗證及博士研究生的小樣本普查，進一步獲得較確切可靠的癌症與脊椎病因相關性的概率。現將癌症的脊椎病因診斷方法介紹如下。

二、癌症脊椎病因診斷方法

1. 神經定位診斷（臨床症狀定位診斷）

（1）腫瘤疼痛的肢體部位，按周圍神經分佈作出發病脊椎範圍的初步判斷；

（2）有內臟、器官腫瘤部位的，按交感神經節段判斷；

（3）腫瘤部位診斷明確的，可免局部觸診，只做腫瘤相關脊椎的椎旁壓痛點觸診、棘突或病椎旁壓痛觸診，以及椎旁相關軟組織（相關肌肉）痙攣緊張度觸診記錄。

2. 原發癌瘤病部的定位診斷

癌症的發病率與年齡增高和脊椎外傷史有明顯的相關性，脊椎病除退行性變的診斷外，更需要將病者現病與神經定位診斷相符的病椎查明。尤其部分疑似癌症卻難以確診的患者，對其相關的椎間關節錯位作出最後分型定位診斷，有助制定癌症的脊椎病因診、治、防方案時的定位及治療方案。

（1）按癌瘤原發病部位與脊椎相關節段進行脊椎病因的症狀定位診斷；

（2）按脊椎活動功能測定，從伸屈、側屈、轉體障礙判斷關節錯位類型。用觸診棘、橫突位移情況，結合脊椎活動功能障礙，判斷原發腫瘤部位相應脊椎關節錯位類型：

（a）前後滑脫式錯位：伸屈功能受限，棘突前凹 / 後突；

（b）傾位仰位式錯位：伸屈功能受限，棘突間隙變異 / 不等寬；上窄下寬（傾位），上寬下窄（仰位）。癌症普查此式較多見；

（c）側彎側擺式錯位：側屈功能受限，棘、橫突側偏 / 側突，或多節偏移形成側彎；

（d）左右旋轉式錯位：轉體功能受限，棘、橫突左 / 右偏歪（上下兩椎間的，或一段椎間的兩端脊椎，其棘／橫突呈左／右反方向偏歪）；

（e）混合式錯位：兩種／三種活動功能均受限，觸診棘、橫突兼有兩種以上的偏歪者。癌症普查此式較多見。

觸診同時明確伴有椎旁（患椎的上下左右相關的四個關節部）有 1-4 點深壓痛，和肌緊張的部位／程度（1：痙攣、2：緊張），亦可以用此觀察手法調治後的療效（觀察癌痛的治脊療效可按癌痛的分級評定）。

3. X線照片定位診斷

（1）排除錯位脊椎有由原發病灶轉移來的腫瘤；

（2）驗證椎小關節錯位部位、類型。有椎間盤突出者，關節復位後能否改變其失代償的程度，或需增加 CT、MRI 檢查；

（3）分析椎間盤變性程度、骨質增生部位與發病的關係；

（4）觀察脊椎有無關節炎症、骨質疏鬆、韌帶鈣化部位，提供治療方案時作參考，必要時進行實驗室檢查。

椎間關節錯位 X 線照片診斷有如下依據：

現行的脊椎病 X 線照片診斷標準中，已有明確的脊椎間關節脫位、半脫位的診斷標準，但尚無椎關節錯位的診斷標準，對錯位椎間出現的改變均因未達到半脫位程度，多認為在正常範圍，導致臨床將"可疑"脊椎病排除。因此，現將我們研究並實驗證明可行的（已試行 30 年）"脊椎關節錯位診斷方案"介紹如下，供同道們研究參考，希望能早日得到支持和共識。

（1）前後滑脫式錯位（側位片）：椎體後緣連線中斷、反張、成角。

（2）側彎側擺式錯位（正位片）：椎體、棘突、鈎突排列呈側彎側擺狀。

（3）左右旋轉式錯位（側位片）：雙邊征、雙突征；（正位片）：棘突向左、右旋移。

（4）傾位仰位式錯位（側位片）：椎體呈前俯／後仰改變，除反張、成角外，椎體後緣連線可見患椎與其上、下方椎間均中斷輕微後移或前移，呈現在錯位椎體的上／下椎間。

（5）混合式錯位：在同一關節部，呈現上述 1-4 項中兩項以上的變化。

三、癌症治脊療法方案

本方案附於癌痛治法總方案中，故不設輔治法和預防復發等治法。

本方案的禁忌症：（1）垂危已昏迷患者；（2）已有脊椎轉移的患者。

本方案的主治法 —— 正骨推拿手法，按四步手法操作規範執行。部分有脊椎退變者，或椎體、關節已有滑脫、位移手法不易調正者，加用牽引療法（包括手法牽引或器械牽引）。

以下為治脊療法治療癌痛的正骨推拿法方案：

1. 第一方案

適用：胸腹部內臟的晚期癌症，不宜俯臥治脊的患者。

治脊體位：側臥位或坐位。

正骨推拿四步手法：側臥位為例。

第一步"放鬆手法"，讓患者自選他側臥較舒適的一側臥位。側臥時下方腿伸直，上方腿向前屈膝（大小腿置於墊枕上），使脊背部舒適放鬆。施用輕力的撫摩、掌揉、平擦等舒筋理氣和較輕柔的點穴手法。再緩慢翻身如法做另一側。若因病情不能做另一側的，就做第二步"正骨手法"，繼而仰臥位完成第三步的手法。

第二步"正骨手法"，按關節錯位類型，選用"側臥定點搖正法"（搖肩法或搖骨盆法）。或改用"坐位定點轉體輕力搖扳復位法"：患者騎坐在靠背椅子上，雙手互抱前舉約 90 度，醫者根據病情選擇：站在患者向左或向右轉的偏一側背後，將左或右前臂穿越其腋下伸出抓握其互抱的前臂，另一手按其另側肩胛部，按常規作"轉體、側扳法" 1-3 下（轉體為次，側扳為主，側扳後再輕微轉體輕晃調理 2-3 下），如法換位做另側。

再根據病情選擇"推正法"：醫者站在患者正背側，將雙前臂一齊穿越其腋下，伸出抓握緊其前臂，按棘突偏歪方向選好點的腿，用另側單腿站立，定點腿屈曲抬起腳踏於患者坐椅上，膝關節頂按於偏歪的棘突，將患者拉後斜臥於施術者膝上，施以膝頂、端提等手法，最後用輕力的"定向捶正法"，調正改善患椎位移程度。

第三步"強壯手法"多數患者因癌痛劇烈而免做。能接受（俯臥位）者可施以"捏脊療法"或點穴法，或在癌痛點輕按約 3 分鐘，有安撫減痛效果者，可教病人或家屬掌握指或掌按法。

第四步"痛區手法"宜仰臥位進行，指導患者全身放鬆，閉目緩慢深呼吸，醫者用溫暖的手掌平按於癌腫痛區，由沒壓力，漸次加力直到患者感到疼痛舒緩、能入睡更佳的鎮靜法，可持續 1-3 分鐘，或改用輕微震顫的消腫法等。

因病重不能行上述手法者，正骨法改用病椎上下三個椎間（共七個棘突間）的拇指"揉按關節鬆動法"調理。後以"端提"或仰臥"向上 / 向下全身緩和 3-5 秒間歇牽引"，牽引的伸展體位微調 5-10 度角斜牽，和調理長短腳，先牽長腳 2-3 下，後牽短腳 3-5 下，再牽雙腳 2-3 下結束。

2. 第二方案

適用：已手術切除早期原發性癌腫，術後康復期體質較好的患者。

按脊椎病正骨推拿常規（四步十法）方案，根據椎間關節錯位類型選用"正骨手法"（詳見《脊椎病因治療學》紀念版第 102-134 頁，和參考第四章"脊椎病因相關病症"中的相關內容）。

(1) 錯位分型定位法： 先按癌瘤病部位與脊椎病因相關節段進行定位診斷；

(2) 脊椎活動功能測定： 從伸屈、側屈、轉體障礙，判斷關節錯位類型，活動相對障礙範圍記錄。

(3) 觸診定位診斷： 按棘、橫突位移情況，結合脊椎活動功能障礙，判斷關節錯位類型，有以下類型：

(a) 前後滑脫式錯位：伸屈功能受限，相關兩脊椎（下各型相同，從略）的棘突、兩側橫突同時前凹/後突；

(b) 傾位仰位式錯位：伸屈功能受限，棘、橫突變化，三個棘突之間的間隙變異/不等寬：上窄下寬

（傾位），上寬下窄（仰位）；

　　（c）側彎側擺式錯位：側屈功能受限，棘、橫突側偏／側彎；

　　（d）左右旋轉式錯位：轉體功能受限，上下兩椎之間或兩段脊椎之間偏歪扭轉，觸診其棘突（或橫突）形成上左下右，或上右下左的排列錯位；

　　（e）混合式錯位：同一個椎間，有兩種或三種功能均受限，觸診棘、橫突兼有兩種以上的偏歪者。

　　同時，觸診患椎旁有壓痛（關節／神經根炎症），並需檢出椎旁肌緊張的部位／程度（觀察癌痛的"治脊"療效，遵守臨床的分級評定：1為痙攣、2為緊張、3為正常），以此觀察手法調治後的療效。

四、治脊療法方案舉例

1. 第一方案

　　適用於胸腹部內臟晚期癌症，不宜俯臥治脊的患者。

治脊體位：據患者病情選坐位或側臥位。

側臥位施術"放鬆手法"：掌（指）揉法，並按需要與輕搖法結合。

"強壯手法"（危重患者免用，待病情好轉至康復期選用"先輕後重手法"）：筋結鬆解法者，選用分筋、理筋的彈撥、拿捏、分／擠、推擦手法，重手法後加局部揉按法。仰臥位施行"痛區手法"：最輕力的撫摩法為主，慎用震顫法。

"正骨手法"：按關節錯位類型，選用拇指定點，動點可選肩部（調正該椎的上一椎間），動點又可選臀部（調正該椎的下一椎間），按錯位類型，選搖正法（轉體），側向抬腿（側扳法），仰臥牽腿調正長短腳。

病情允許者，可翻身另側臥位，如法重複上述手法。體魄尚好的，可選用坐式常規復位法。

2. 第二方案

適應症：

（1）原發性腫瘤惡變早期，手術前／後患者，可選用常規復位法。

（2）康復較好的患者，可開始練習郭林抗癌氣功、呼吸操和快步走等有氧運動，有助提高免疫力。

脊柱保健功

一、牀上簡易脊柱保健功簡介

此功適用於患有肩周炎的中老年脊椎病患者。首要按患者肩寬選用保健枕（建議按規格選購，按説明正確應用龍牌舒適枕），不睡太過軟的牀褥（彈簧牀）。若睡軟牀，枕頭規格應比正常降低一級（舉例：按肩寬應買大碼者改買中碼）。

建議早練"牀上簡易脊柱保健功"，晚練"懸吊蹬腿法"（按身高選雙槓調至適當高度，懸吊時雙足離地約 <20 厘米為佳）。

患者先自我檢測脊柱變形。喜撬二郎腿，習慣偏某側臥者易患脊柱變形。最簡便的自我檢測是對鏡觀察：雙肩不等高、左右手觸背功能差，或兩手抓背不等高、左右腳的鞋底磨損相差較多等。重症者請醫生診治和指導。

本法適用於成人日間工作忙碌辛苦者，晚飯前後一小時多，最好是睡前做一次單槓或雙槓的"懸吊蹬腿法"，有效舒緩勞損和可抗脊柱退變延緩衰老。先請家人或醫生替你觀察一下，仰臥全身放鬆，雙腿稍分開伸直，足約與肩寬，再將雙側足跟並攏比較，是否兩腳不等長（骨盆旋移症或脊柱側彎均會引起雙下肢不等長）。

雙腳等長者，懸吊蹬腿時，左、右腳各蹬 2 下後，雙腳同時蹬 2 下，完成後不要跳下（單、雙槓高度適中，踮腳上下較佳）。雙腳不等長者，懸吊蹬腿時，長腳先蹬 2-3 下，短腳蹬 3-5 下，雙腳同時蹬 2-3 下，完成後安全下來。

老年人練後稍坐休息片刻或在家散步較佳。青壯年人可階段性鍛煉，或激烈運動後，用此法調理保健，能堅持每天練習最佳。

"老年性肩周炎"是中老年人的常見病，由於疼痛難忍的肩周炎至今病因未明，臨床上診斷多從患者主訴疼痛的肌肉而定為某肌、肌腱、筋膜炎。但由於病因未明，故很多患者內服中西藥物，和疼痛局部的理療或封閉療法，療效多不理想。若久治不癒，因劇痛致關節運動受限，將會繼發"廢用性肌萎縮"，若脊椎病損及交感神經，患部會惡寒怕風，形成惡性循環，甚者令患者坐臥不安，將會加重老年人原有的基礎病。

"脊椎病因治療學"研究這類"老年性"肩周炎（俗稱五十肩）時，發現是由脊椎病因（頸4至胸8椎間關節錯位）損害了支配肩關節及肩胛骨相關肌肉的感覺和運動神經，引起神經根炎（痛在肩周肌肉）而劇痛難忍。重症患者多同時損害了交感神經，使患部的動脈痙攣而缺血，導致肩周皮膚溫度降低，故怕風惡寒。缺血日久，肌肉萎縮加速而乏力。臨床上部分患者因伴有頸椎病的典型症狀，患肩側全臂膊手部麻痛者，按頸椎病診治，肩周炎可同時改善。若沒有頸椎病者，應診治胸椎病，只在肩痛部理療"治標不治本"，故療效不佳。

　　本文介紹一套對脊椎病因（C4-T8）損害引發的"五十肩"的"牀上簡易保健功法"，建議已患"五十肩"者，在骨科或康復理療科診治的同時，加練本功法自療，將加速康復，若健康人練本功法未病預防更有效。確診肩周炎並患頸椎病者，請到康復理療科或中醫推拿科做頸椎"牽引下正骨手法"復位推拿，可促使早日康復。

二、牀上簡易脊柱保健功練功方法

　　先做健（輕）側，後做患（重）側。若雙肩都發病，多見於頸 3 至胸 7 脊椎有滑脫式錯位，或傾仰式錯位，重症患者，需請醫生進行牽引下正骨推拿復位，有較好療效。本功法適用於初發或輕症患者，並可配合醫生治療有輔助加速康復作用。為敍述方便，以下全部以右側臥位先練左側為例。

1. 側臥轉體搖肩法（圖四）

　　適用：調整頸 4 至胸 7 椎間的“左右旋轉式錯位”

　　預備體位：右側臥位，頭頸部均在枕頭右側上，頭微前屈。右手臂向前平放於牀上。右腿伸直自然，屈曲左膝將膝及小腿放置牀上，左足背扣在右小腿上，使骨盆稍向前傾，腰臀左前旋。

　　功法動作：

　　（1）搖肩法：左上肢屈肘，左手五指輕鬆並攏（俗稱猴拳），以拇指輕按於左肩前部（此“定點”作為旋肩圓心），用肘畫圓圈，做旋轉肩關節運動。按"前、上、後、下"為搖轉一次，連做 3-10 次（初期每練 3 次，隨適應漸增至每次練 10 次，下同），繼做"前、下、後、上、回到前位"，連做 3-10 次。

（2）轉體調脊：跟隨搖肩動作同時，上體（頭頸胸部）順臂肘運動而同步做轉體運動，即臂向前時胸部亦前俯，隨着臂轉向後時，頭頸胸部亦轉成後仰姿勢，腰臀部盡可能保持不動（或會有微動）。從而胸腰椎在轉體運動中達到調正"旋轉式錯位"目的。此法可防治胸腰椎扭傷或慢性勞損。

功法完成後，翻身做右側（為減免多次翻身，可接練"第二功法完畢才翻身"）。

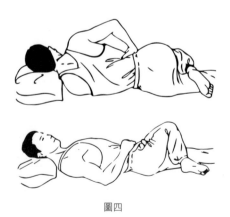

圖四

2. 側臥聳肩衝拳法（圖五）

適用：調整頸至上胸椎的"側彎側擺式錯位"引發頸肩胸背痛者。

預備體位：右側臥位姿勢同上，改頭頸正直。右上臂向前、屈肘，將手和前臂向上平放於枕旁小墊上（用毛巾或衣服捲成，可免扭臂不適），保持側臥姿勢穩定。右膝向前屈曲使大小腿呈約90度角，以穩定側臥位臀部姿勢。左腿伸直。左上肢伸直輕放於左側身和大腿上，左手緊握拳。

功法動作：

聳肩衝拳：左上肢保持伸直姿勢（衝拳過程不屈肘），用力收縮頸肩部肌肉將肩上提接近耳垂部，俗稱"聳肩"。繼用力向下衝拳，將拳由臀部衝移至大腿近膝旁，每次練3-10次。

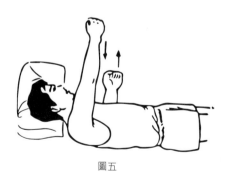

圖五

3. **拿捏後頸法**（圖六）

　　適用：充分放鬆頸椎間錯位引發的肌肉筋膜的痙攣 /
緊張。

　　預備體位：仰臥位，全身平臥舒展放鬆。

　　功法動作：

　　左手掌置枕頭上，將頭後以枕部托住，用右手掌托於
頸部，由頸下段開始，拿捏後頸部，漸次上移至近頭髮處。
其中若手指捏到有腫痛處（錯位關節炎或神經根炎），捏力
減輕，捏次按需要增加。手指捏到舒適處，有復位糾偏作
用，每次重點多體會其隆突腫痛的變化，用以指導改善睡
姿習慣。換手，左右手操作相同，根據病情需要，可自選
調整手法選用和次數。（按：為顯示拿捏動作，圖示改側
臥位）

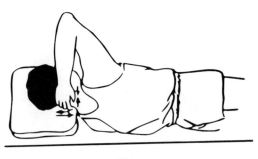

圖六

4. 仰頭搖正法（圖七）

適用：調整頸 1-3 椎間的 "旋轉式錯位"。

預備體位：仰臥位，全身平臥舒展放鬆。

功法動作：

左手掌置枕頭上，將手托住後枕部，頭向右轉 10-30
度角，用右手反掌托下頜部（右手四指並攏指尖向右耳），
用輕而短速的力向右眼／耳方向推動 2-3 下，偶有關節彈跳
滑移感或復位響聲（多為自己聽覺到，別人聽不到），無頭
昏頭痛失眠者可免做此法。

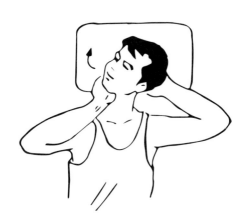

圖七

5. 引身舒脊法（圖八）

適用：自己牽引全脊柱，改善椎間排列之紊亂狀態，達到“骨正筋柔”的康復目的。

預備體位：仰臥位，雙手掌重疊（手指不互叉）抱住頸後，雙臂平放在枕上兩側，全身平臥舒展放鬆。

功法動作：

（1）準備姿勢：雙下肢左右稍分開至雙足平肩寬。將雙下肢屈曲，足底平放於牀上，使足跟盡量接近臀部距約10-20厘米。初練者可用雙手拉足上移後，將雙膝關節靠攏。

（2）練功動作：以雙膝同時用力使勁向下壓，拉動身體漸次下移，最佳拉力可傳達到頸部，由於雙手把頭頸部固定，故作用力可達到中段頸椎、胸椎、腰椎及骶椎，均被牽引力作用而可使脊椎排列紊亂恢復正常。有脊柱側彎者，應增加左、右單側交替拉動各 2-3 下，再雙側同時加大力度拉動 2-3 下結束。

本法可作為日常最簡易的預防方法，是自我輔助治療脊椎病的有效方法。為隨處都可練習引身舒脊法，改牀上練為直立練，即是下述的"懸吊蹬腿法"，但作用力不能達到頸椎（頸椎應用牽引椅，參閱《脊椎病因治療學》第114-115頁）。

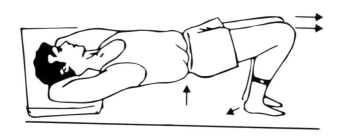

圖八

6. 仰臥挺胸法（圖九）

適用： 本法堅持每天練一次，達三個月以上者，即可提高身體的耐勞力，防治"亞健康"效果佳。

預備體位： 仰臥位，雙手掌重疊（手指不互叉）抱住頸後部，雙臂平放在枕上兩側，雙下肢伸直平放牀上，全身平臥舒展放鬆。

功法動作：

以頭頸、臀部及下肢同時着力，腰背肌肉用力收縮，致使胸、腰部抬起離牀 2-6 厘米高度，隨即迅速放下身體，還原平臥姿勢。如法初練 30 下，適應後增加 10 下，漸加至 100 下為止。體質虛弱者，可分段稍停休息，全身平臥舒展放鬆片刻，待呼吸平順後繼續練功至 100 下停止。

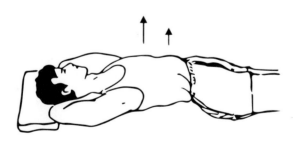

圖九

三、懸吊蹬腿法

適用：按身高選擇單槓或雙槓為鍛煉工具。青壯年人練此法能調治或預防脊柱生理彎曲、或駝背凸變形。老年人練此法，有抗衰老、減免患脊椎病的防治作用。鍛煉工具以懸吊時，雙足離地約 10 厘米較安全。

檢查雙下肢不等長：仰臥牀上，雙下肢伸直並攏，由醫者或家人觀察兩足是否不等長，本人需記住以指導練功。

預備體位：懸吊前稍活動一下四肢關節和腰部，站立於單槓下，或雙槓之間。

老年人可在家利用兩台等高的傢具（如下圖）鍛煉較安全。

功法動作：

雙手左右分開與肩寬，緊握槓桿防滑跌。

見下圖十，站立於雙"槓"之間，雙臂微屈將手掌平按於桌面（代雙槓），繼用臂力將肘伸直，使身體提升至雙腳離地。圖十一、圖十二、圖十三雙下肢交替進行屈髖、屈膝動作，繼而以足跟用力垂直向下蹬腿（不應向前後踢腳，以免失衡跌倒），屈／蹬一次為一下。長腳連續蹬 2-3 下，短腳蹬 3-5 下，雙腳同時蹬 2-3 下，練完安全下地結束鍛煉。

初練時約臂力不足，暫不蹬腿。待練一段懸吊後，臂力足夠時，先輕力伸縮下肢，類似步行動作。練功達到體力適應後，才按要求練習。初期每天下午或睡前練一次，堅持三個月後，可減少為每週練 2-3 次。體壯力健者，可不定時練習。

青壯年人可用單槓懸吊，肩關節不能上舉者即用雙槓鍛煉。家中無單雙槓可選桌椅代替。見圖十至十三。

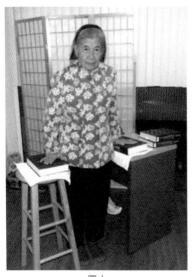

圖十

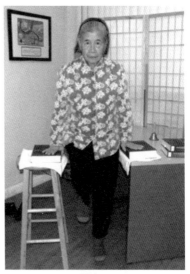

圖十一

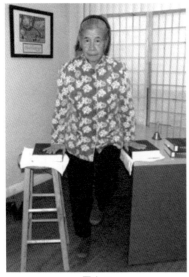

圖十二

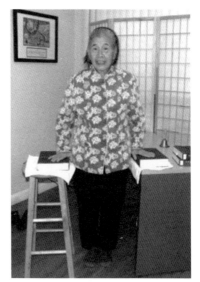

圖十三

第一屆國際"脊椎病因學"
學術研討會大會寄語

尊敬的各位領導、各位嘉賓、全體與會的代表們！大家好！

　　第一屆國際"脊椎病因學"學術研討會，在廣州軍區廣州總醫院順利召開，這是圓了我和魏徵的"夢想"，所以今天我特別高興。五十多年前，祖國號召我們走"中西醫結合的道路，探索臨床疑難病中西醫結合的診、治、防方法，創建中國新醫學"。在醫院歷屆領導的大力支持下，從骨科和理療科選研頸椎病，發現主要病因是"椎關節錯位"，退變增生是次要的。將椎關節錯位調正後，不單頸椎病痊癒了，多種其他病症亦不藥而癒，初期統計頸椎病與眼耳鼻喉、內科等二十多種病症相關。此後，院領導將研究組擴大為全院內科參研課題，先後參研團隊有五十多人。為了探索脊椎病因學"椎關節錯位"的機理，進行了動物實驗，又獲得成功。經上級組織 13 位全國專家評審鑒定後，取得共識，定名為"脊椎病因治療學"。由於這門病因學，是重點研究臨床上許多病因未明的疾病，包括冠以"原發性"、"神經性"、"功能性"、"心因性"等的臨床疑難病，所以我倆深信需有三代人的接力研究，才能使這門病因學進入正規醫學教科書中，成為一門新的病因科學。

今天是個新階段的開始，具有劃時代意義的日子，我寄希望於大家。由於自然科學近代發展迅速，我將我們所做的"研究工作"比作"開荒牛"。現代條件好了，醫學研究需進行多中心隨機對照的臨床研究，故我深信今後的臨床研究，定能達到標準的水平。

這次大會代表已超過 500 人，中國古語有云："單絲不成線，獨木不成林"，我衷心希望大家能團結起來，進行多中心隨機對照的臨床研究，使這學科繼續完善，促使脊椎病因學說填補入現代病因學庫的空白中，造福於民。

龍層花

2014/05/01

鳴謝

感謝美國加州中醫藥大學，和趙振平校長的積極支持，使我能順利完成在美國先後培訓幾批脊椎病因學的師資級學員。為適應當地法規，我特修改了中西醫結合的教材，完成三位博士生課題實踐工作。與早在 1988-1993 年先後三次應邀赴美參加世界中醫學術交流大會期間帶教過的五位醫師，為學術帶頭人協助組織招生和助教工作，創建脊椎病因學學術平台。我考慮自己已年老體衰，故於 2010 年回國前，將此項教學任務交付給美國加州中醫學會會長趙廣偉博士，亦取得趙振平校長的同意。

感謝美國中醫腫瘤研究所麻仲學所長的熱情支持，無私地每週一次組織 6-10 位癌症患者，供我帶博士研究生進行"癌症的脊椎病因相關性"普查課題，並簽合作協議，共享成果。

感謝美國北加州幾位中醫博士醫師：趙廣偉、黎京（和高鈿）、吳奇、齊秀平、王嘯平、王愛羣、談恩麗、張中華，以及龍國華和吳宇峰，他（她）們為我組織或助我教學，提供場所實習；後四位還為我往返車接送作出無私奉獻。